BEI GRIN MACHT SICH IHR
WISSEN BEZAHLT

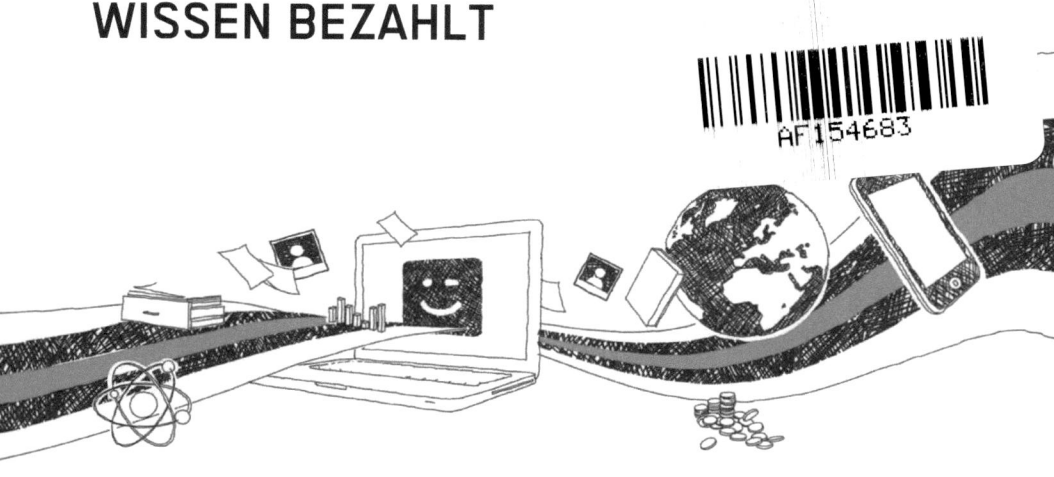

- Wir veröffentlichen Ihre Hausarbeit,
  Bachelor- und Masterarbeit

- Ihr eigenes eBook und Buch -
  weltweit in allen wichtigen Shops

- Verdienen Sie an jedem Verkauf

Jetzt bei www.GRIN.com hochladen
und kostenlos publizieren

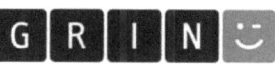

Stefan Wamprechtshammer

Welche Effekte ergaben sich für Ärzte und Patienten durch die Einführung der Praxisgebühr im Rahmen des Gesundheitsmodernisierungsgesetzes?

GRIN Verlag

Bibliografische Information der Deutschen Nationalbibliothek:

Die Deutsche Bibliothek verzeichnet diese Publikation in der Deutschen National-
bibliografie; detaillierte bibliografische Daten sind im Internet über http://dnb.d-
nb.de/ abrufbar.

Impressum:

Copyright © 2007 GRIN Verlag, Open Publishing GmbH
Druck und Bindung: Books on Demand GmbH, Norderstedt Germany
ISBN: 978-3-668-01139-7

Dieses Buch bei GRIN:

http://www.grin.com/de/e-book/89334/welche-effekte-ergaben-sich-fuer-aerzte-
und-patienten-durch-die-einfuehrung

GRIN - Your knowledge has value

Der GRIN Verlag publiziert seit 1998 wissenschaftliche Arbeiten von Studenten, Hochschullehrern und anderen Akademikern als eBook und gedrucktes Buch. Die Verlagswebsite www.grin.com ist die ideale Plattform zur Veröffentlichung von Hausarbeiten, Abschlussarbeiten, wissenschaftlichen Aufsätzen, Dissertationen und Fachbüchern.

Besuchen Sie uns im Internet:

http://www.grin.com/

http://www.facebook.com/grincom

http://www.twitter.com/grin_com

Inhaltsverzeichnis

Abbildungsverzeichnis

Tabellenverzeichnis

Abkürzungsverzeichnis

Abs.	Absatz
AOK	Allgemeine Ortskrankenkasse
BayBhV	Bayerische Beihilfeverordung
DMP	Disease Management Programme
Dr.	Doktor
etc.	et cetera (und weiter so)
evtl.	Eventuell
GKV	Gesetzliche Krankenversicherung
GMG	Gesetz zur Modernisierung der gesetzlichen Krankenversicherung
i.V.m.	In Verbindung mit
IV-Verträge	Integrierte Versorgungsverträge
KV	Kassenärztliche Vereinigung
OTC	Over the Counter
S.	Seite
SGB	Sozialgesetzbuch
Sonst.	Sonstige
u.	Und
Vgl.	Vergleiche
WIdO	Wissenschaftliches Institut der AOK

| z. B. | Zum Beispiel |

1 Einleitung

Die Kosten im Gesundheitswesen zu dämpfen ist – unter anderem – ein wesentliches Ziel des im Januar 2004 in Kraft getretenen Gesetzes zur Modernisierung der gesetzlichen Krankenversicherung. Eine Maßnahme war die Einführung neuer Formen der Selbstbeteiligung. So wurde durch die Praxisgebühr zum ersten Mal in Deutschland ein finanzieller Beitrag aller gesetzlich versicherten Bürger für den Zugang zu ambulanten ärztlichen Leistungen gefordert.

Die Einführung dieser Abgabe hat einen weit reichenden Einfluss auf eine Vielzahl von betroffenen Menschen und Institutionen. Diese alle in den Fokus der Betrachtung zu rücken, würde den Umfang dieser Arbeit bei weitem sprengen. Daher sollen die Auswirkungen insbesondere auf die Ärzte, die Krankenkassen und die Patienten genauer untersucht werden.

Die Kassen profitieren von den Gebühren und die Patienten werden zum ersten Mal an den Kosten beteiligt. Doch welche Effekte hat die Praxisgebühr auf die Leistungserbringer im System? Schwerpunkt dieser Arbeit ist es, die Auswirkungen der Gebühr auf die Ärzte und die Patienten zu zeigen. Das Gesundheitssystem in Deutschland ist sehr komplex und stark verwoben. Eine einschneidende Änderung, wie die Einführung der Praxisgebühr, führt an vielen Stellen sowohl zu Chancen als auch zu Problemen.

2 Effekte der Praxisgebühr auf die Ärzte

Durch die Einführung der Praxisgebühr wurden die behandelnden Ärzte vor Neuerungen und neuen Herausforderungen gestellt.

2.1 Auswirkungen auf die Anzahl der Behandlungsfälle

Es gilt zu analysieren, ob die, für eine Finanzierung einer Arztpraxis so wichtigen Patienten ausbleiben oder nicht.

2.1.1 Gesetzliche Zielsetzung und Problematik

Die durchschnittliche Zahl der Arztkontakte der Versicherten ist in Deutschland – im internationalen Vergleich – überdurchschnittlich hoch.[1] Dies nahm sich die Regierung im Jahre

---

[1] Vgl. SVR – Sachverständigenrat zur: 20 Begutachtung der gesamtwirtschaftlichen Entwicklung Punkte für mehr Beschäftigung. Jahresgutachten, S. 237

2003 zum Anlass, ambulante Arztbesuche zu reduzieren, und die Selbstbehandlung von Bagatellerkrankungen zu fördern. Bis zu diesem Zeitpunkt, bestand für die Patienten keinerlei Anreiz sich kostenbewusst zu verhalten. Um nun Bagatellerkrankungen zu reduzieren, wurde durch die Einführung der Praxisgebühr, eine finanzielle Hürde für den Patienten geschaffen.

Jedoch sind solche Maßnahmen umstritten, da nur schwer nachgewiesen werden kann, ob notwendige oder nicht notwendige Arztbesuche unterbleiben.

Im Grunde nach wäre davon auszugehen, dass bei schwerwiegenden Erkrankungen wie z. B. Krankenhausaufenthalt oder Notfall, eine sehr geringe Nachfrageelastizität bestehen würde. Doch nach einer Stichprobenanalyse wurde bei den 20 – 39 jährigen Patienten ein Rückgang von wichtigen sowie auch unwichtigen Diagnosen festgestellt.[2]

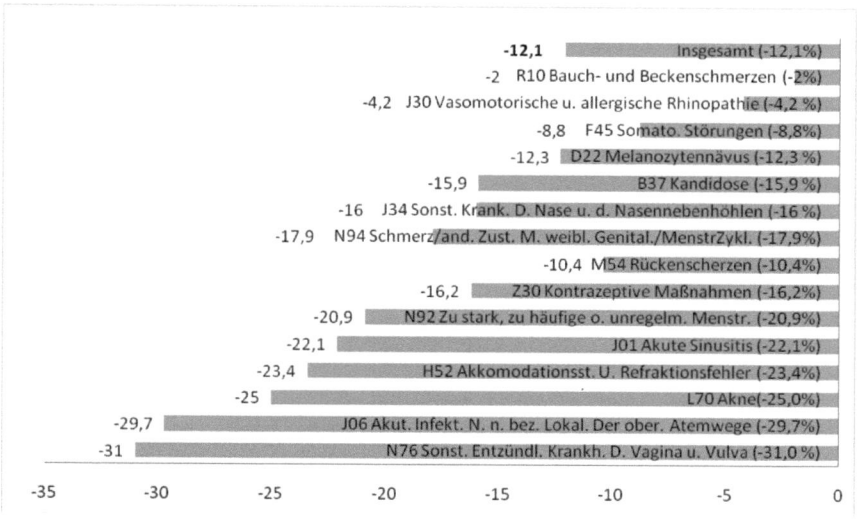

Abbildung 1: Diagnosenrückgang bei 20 - 39 jährigen Patienten über alle Arztgruppen im Einführungsjahr der Praxisgebühr 2004 im Vergleich zu 2003 in Prozent[3]

Folglich kann eine klare Steuerungswirkung nicht attestiert werden. So zeigen kassenärztliche Abrechnungsdaten auch bei Vorsorgeuntersuchungen und bei Behandlungen von Kindern und Jugendlichen deutlich zurückgehende Zahlen, obwohl diese beiden Bereiche von

---

[2] Vgl. Dr. Brenner, Steuert die Praxisgebühr in die richtige Richtung? S.19
[3] Stichprobenanalyse auf Basis des ZI-ADT-Panels Nordrhein mit ca. 1,8 Mio. Behandlungsfällen in 2004

Zuzahlungen ausgenommen sind[4]. Dies ist ein weiteres Indiz dafür, dass nicht nur die „unwichtigen" Erkrankungen bzw. Behandlungen rückläufig sind.

2.1.2 Hausarztbindung, Überweisung und Fallzahlenschwund

Neun von zehn Patienten geben an, einen Allgemeinarzt oder Internisten als Hausarzt zu haben.[5] Lediglich bei Versicherten unter 30 Jahren liegen die Angaben leicht unter dem Durchschnitt.[6] Diese Hausarztbindung soll in Deutschland weiterhin so gefestigt bleiben und die Praxisgebühr will genau diese Bindung haben.

Die Stellung des Hausarztes wird weiterhin gefestigt und man spricht ihm auch die Steuerungsrolle im Gesundheitssystem zu. Dadurch soll das Ärztehopping[7] weitgehend unterbunden werden, denn dies verursachte nach Berechnungen der Kassenärztlichen Vereinigung Bayerns hochgerechnet auf das Bundesgebiet im Jahr 2002 Mehrkosten in Höhe von 1,5 Millionen Euro.[8]

Eine Betrachtung der Arztkontakte (ohne Zahnarztbesuche) zeigt einen hohen Anteil an Hausarztkontakten. Im ersten Quartal 2005 waren 41,7% der Patienten ausschließlich beim Hausarzt, und fast jeder zweite Versicherte (46,1%) hat erst seinen Hausarzt und anschließend Fachärzte aufgesucht. Deutlich zeigt sich, dass der Anteil der Patienten, die ausschließlich Fachärzte in Anspruch nahmen, gering ist.[9]

---

[4] Vgl. Gesundheitsmonitor 2005, Zwischen Steuerungswirkung und Sozialverträglichkeit, S. 12
[5] Vgl. WIdO, Praxisgebühr stärkt den Hausarzt, 26.07.2005
[6] Vgl. WIdO Monitor 2/2005, Das Inanspruchnahmeverhalten d. Versicherten nach Einführung der Praxisgebühr, S.4
[7] Ärztehopping bezeichnet die Inanspruchnahme von mehreren Ärzten der gleichen Fachgruppe ohne Überweisung durch einen Hausarzt, was aus Sicht der Krankenkassen unnötig und unerwünscht ist.
[8] Vgl. http://www.aerztezeitung.de/docs/2003/07/24/137a0501.asp
[9] Vgl. WIdO Monitor 2/2005, Das Inanspruchnahmeverhalten d. Versicherten nach Einführung der Praxisgebühr, S.4

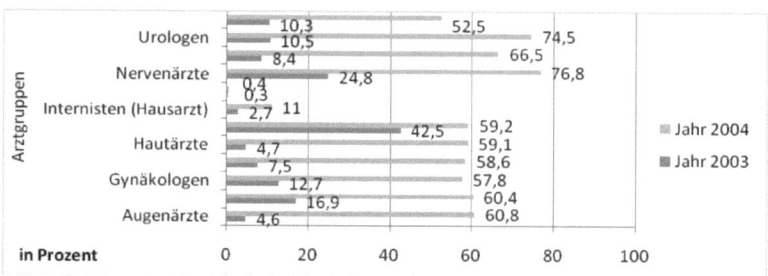

Abbildung 2: Überweisungsanteil bei Ärzten im Jahr der Einführung der Praxisgebühr im Vergleich zu 2003[10]

Wie in Abbildung 2 deutlich wird, hat die Überweisung eine „Renaissance" erlebt. Die Möglichkeit der Praxisgebühr zu entgehen, haben viele Patienten genutzt und haben sich, wie vor der Einführung der Versichertenkarte, zu dem jeweiligen Facharzt überweisen lassen. Nur 11,4% haben einen, oder mehrere Fachärzte direkt aufgesucht.[11]

Die niedrigen Überweisungszahlen bei Kinderärzten lassen sich damit erklären, dass Kinder unter 18 Jahren keine Praxisgebühr bezahlen müssen und somit sofort zum Facharzt gehen können.

Seit der Einführung der Praxisgebühr sinken auch die Fallzahlen der niedergelassenen Ärzte (ohne Zahnärzte). Nach -10,1% Fallzahlenrückgang im 1. Quartal folgte ein Rückgang von -7,8% im 2., von -8,2% im 3. und von -9,3% im 4. Quartal. Dies entspricht einem Rückgang von -8,7% über das Jahresmittel.[12]

[10] Vgl. Dr. Brenner, Steuert die Praxisgebühr in die richtige Richtung? S.15
[11] Vgl. WIdO Monitor 2/2005, Das Inanspruchnahmeverhalten d. Versicherten nach Einführung der Praxisgebühr, S.4
[12] Vgl. Zi für die kassenärztliche Vereinigung, Dauerhafter Rückgang der Inanspruchnahme durch Praxisgebühr bestätigt, 24. Januar 2005

Arztgruppe	Veränderung Gesamtjahre 2003 -2004 in %
Allgemeinärzte	-6,7
Augenärzte	-10,9
Chirurgen	-11,6
Gynäkologen	-15,1
HNO-Ärzte	-11,1
Haut-Ärzte	-17,5
Nervenärzte	-2,7
Orthopäden	-11,3
Radiologen	-1,9
Urologen	-9,6
Gesamt	**-8,7**

Tabelle 1: Entwicklung der Fallzahlen 2003-2004 [11]

Den markigsten Rückgang hatten die Hautärzte, Gynäkologen, Orthopäden, Chirurgen und die Augenärzte. Hier ist besonders zu erwähnen, dass mögliche „Vorzieheffekte" dieses Ergebnis verfälschen, da bereits zu Jahresende 2003 hin bekannt war, dass die Praxisgebühr eingeführt wird. Somit haben viele Patienten notwenige Behandlungen noch im Vorjahr machen lassen. Dies sind z.B. Hautscreenings, Pillenverschreibungen, diverse ambulante Operationen und Brillenverschreibungen.

Diese vorgezogenen Arztkontakte erhöhen die Fallzahlen im Jahr 2003 und senken die Zahlen im Jahr 2004. Somit erscheinen die immensen Rückgänge in einem etwas anderen Licht. Jedoch ist der Rückgang nicht alleinig auf diesen Effekt zurückzuführen. Während 1995 im letzten Vierteljahr noch statistische 3,2 Arztbesuche zu Buche schlugen, war es 2004 mit 2,5 ein gutes Fünftel weniger Praxisbesuche im IV-Quartal. Mehr als ein Drittel dieser Abnahme fiel genau auf den Übergang vom letzten Jahr ohne Praxisgebühr 2003 auf das erste Jahr mit Praxisgebühr. Obendrein scheint dieser Effekt nachhaltig zu sein. Ergebnisse der Kassenärztlichen Vereinigung in Berlin zeigen, dass die Zahlen der Arztbesuche im ersten Vierteljahr 2005 insgesamt immer noch zehn Prozent niedriger waren als die in den ersten drei Monaten 2003.[14]

Altersgruppen in Jahren	Veränderung Gesamtjahre 2003 - 2004 in %
unter 20 Jahren	-4,7
20 - 39	-16,2
40 - 59	-9,1
60 u. älter	-6,0
Gesamt	-8,7

Tabelle 2: Entwicklung Fallzahlen nach Patientenaltersgruppen[13]

Die Hauptgruppe der „Verweigerer" ist klar die Gruppe der 20 – 39 jährigen Versicherten, wie in Tabelle 2 ersichtlich ist.

Nach einer Studie aus dem Jahre 2005 gehen 31% der Befragten "lieber mal was aus der Apotheke holen", bevor sie gleich zum Arzt gehen.

Hier ist besonders die Gruppe der bis 34 Jährigen zu sehen, die mit 42% den Besuch der Apotheke dem Arztbesuch vorziehen. Ältere Versicherte sind da konservativer und vertrauen weiterhin dem Arzt.[15]

Die Gruppe der 60 jährigen und älter hat eine nur geringe Veränderung im Vergleich zum Vorjahr. Hier ist davon auszugehen, dass ältere Versicherte tendenziell kränker sind und so-

---

[13] Vgl. Zi für die kassenärztliche Vereinigung, Dauerhafter Rückgang der Inanspruchnahme durch Praxisgebühr bestätigt, 24. Januar 2005
[14] Vgl. http://www.medizinauskunft.de/artikel/service/politik/20_10_praxisgebuehr.php
[15] Vgl. http://www.ipsos.de/default.asp?c=170

mit die Quote der chronischen Erkrankungen wohl höher ist. Aufgrund einer chronischen Erkrankung besteht die Möglichkeit der Befreiung von der Praxisgebühr. Auch niedrige Renten können zu einer Befreiung führen. Die genaueren Befreiungsmöglichkeiten sind im § 62 des Fünften Sozialgesetzbuches zu ersehen (siehe Kapitel 3.3).

Ein weiterer Grund für die sinkenden Fallzahlen sind auch die rückläufigen Früherkennungsuntersuchungen bei Erwachsenen. Hier sind nach Untersuchungen des Zentral-instituts für die kassenärztliche Versorgung die Untersuchungen insgesamt um 16 % zurückgegangen. Besonders zu nennen ist die Darmkrebsfrüherkennungsuntersuchungen, die um mehr als die Hälfte zurückgingen (-50,6%).[16] Andere Zahlen hat jedoch die Barmer Ersatzkasse. Sie sieht lediglich leichte Rückgänge bei den Untersuchungen zur Krebsfrüherkennung (Darmkrebsfrüherkennung eingeschlossen) der Männer (-1,14 Prozent) und der Frauen (- 1,06 Prozent). Trotzdem handle es sich bei den Männern damit immer noch um die höchste Teilnahmequote seit 1997[17]. Ob diese Daten eventuell „gefärbt" sind, um den präventiven Gedanken der Krankenkasse zu unterstreichen, kann hier nicht näher verifiziert werden.

Im Rahmen des GMG wurde unter anderem auch die Kostenübernahme durch die Krankenkasse von nicht verschreibungspflichtigen Medikamenten untersagt. Die sogenannten OTC - Produkte sind zum Beispiel Mittel gegen Schnupfen. Somit ist es möglich, dass die sinkenden Fallzahlen durch diese Maßnahme zu erklären ist. So werden diese OTC-Produkte nur noch vom Patienten direkt von der Apotheke besorgt, da eine Verschreibung und somit eine Kostenübernahme durch die Kasse nicht mehr möglich ist. Bagatelluntersuchungen durch den Arzt fallen somit nicht mehr an. Im Jahr 2004 stieg die Verkaufsrate von OTC Produkten um 10%.[18] Auch durch die Möglichkeit sich günstige Medikamente (z. B. Anti-Baby-Pille) im Ausland, im Rahmen des Urlaubs zu kaufen, versetzt Versicherte nicht mehr in die Notwendigkeit einer ärztlichen Verschreibung.

---

[16] Vgl. Dr. Brenner, Steuert die Praxisgebühr in die richtige Richtung? S.6
[17] Vgl. http://www.barmer.de/barmer/web/Portale/Versichertenportal/Presse-Center/Presse-Archiv/2005_ 2001_20bis_2003/050324_20praxisgebuehr/content_20praxisgeb_C3_BChrCID__68200.html
[18] Vgl. http://www.m-r-h.com/system/dir/pexp_tmpl/print_article.php?id=591

Explizit als Hinderungsgrund für einen Arztbesuch nannten Versicherte im ersten Quartal 2004 6,5% und im ersten Quartal 2005 6,6% die Praxisgebühr.[19] Dieser Prozentsatz ist nicht annähernd so hoch, wie Gegner der Praxisgebühr prognostiziert haben.

Viele GKV-Versicherte haben angegeben ihren Arztbesuch so zu organisieren, dass eine unnötige Zahlung der Gebühr vermieden wird. Die Hälfte der Befragten (50,2%) gab an, Arztkonsultationen beziehungsweise Behandlungsabläufe innerhalb eines Quartals abzuschließen, um die Praxisgebühr zu sparen.[20] Hier ist auch zu erkennen, dass Frauen (10,4%) stärker dazu neigen, einen Arztbesuch zu vermeiden oder zu verzögern als Männer (8,2%).[21] Es kommen auch noch soziale Aspekte hinzu, die sinkende Fallzahlen noch genauer erklären können. Dies wird in Kapitel 3.2 näher beleuchtet.

2.2 Finanzielle Auswirkungen

Wie unter Kapitel 2.1 beschrieben, gehen die Arztbesuche nachhaltig zurück, was aufgrund des hohen Levels in Deutschland nicht negativ ist.

Durch diesen Rückgang haben die Ärzte, befreit von einer Vielzahl von Bagatelluntersuchungen, mehr Zeit für beratungsintensivere Arztkonsultationen.

Doch die Bagatellerkrankungen verursachten einen wesentlich geringeren Kostenanteil als die übrigen, meist kostenintensiven Fälle. Die Arztpraxen werden in jedem Quartal mit Abrechnungsberichten konfrontiert, die die eigenen Daten mit den anderen niedergelassenen Ärzten der Region vergleichen. Hier sind die Kosten pro Fall eine wichtige Maßzahl. Da nun die „günstigen" Fälle nach Einführung der Praxisgebühr wegfallen, ergibt sich im Durchschnitt ein viel höherer Wert als zuvor. Der durchschnittliche Fallwert steigt und wird mit anderen Ärzten in Relation gesehen. Sollte der Fallwert nun überdurchschnittlich abweichen, kann die KV Kürzungen vornehmen, wenn keine Praxisbesonderheiten vorliegen. Die sogenannten „Verdünnerscheine" sind somit sehr wichtig für die Abrechnung der Ärzte. Ein zu rapides Absinken bringt den einzelnen Arzt in eine finanzielle Lage, dem der Arbeitsaufwand nicht mehr gerecht wird.[22]

---

[19] Vgl. WIdO Monitor 2-2005, S.4
[20] Vgl. WIdO Monitor 2-2005, S.6
[21] Vgl. WIdO Monitor 2-2005, S.5
[22] Vgl. http://www.bdi.de/bdi/content/020/010/010/04060903.jsp;jsessionid=EFBC5ABDAAF3404E54C7B4C0CE9436A1

Ein weiterer großer Kostenfaktor ist der bürokratische Aufwand, der betrieben wird, um die Praxisgebühr in den Praxen einzuziehen. Arzthelferinnen, die in den meisten Fällen damit betraut sind, müssen Mehrarbeit leisten, ohne dass der Arzt als Arbeitgeber eine entsprechende Entlohnung dafür erhält. Die 10 Euro Praxisgebühr stehen nicht dem Arzt zu, sondern werden im Auftrag für die Krankenkassen eingezogen. Für diese Leistungserbringung, wird aber im Gegenzug keinerlei Entschädigung bezahlt.

Der Verwaltungsaufwand in einer Praxis wurde durch eine Studie der KV Baden-Württemberg mit durchschnittlich 110 Minuten angegeben. Dem größten Zeitaufwand stellte die Bearbeitung der Praxisgebühr dar, wobei die Ärzte durchschnittlich 10,16 Stunden in der Praxis verbrachten.[23]

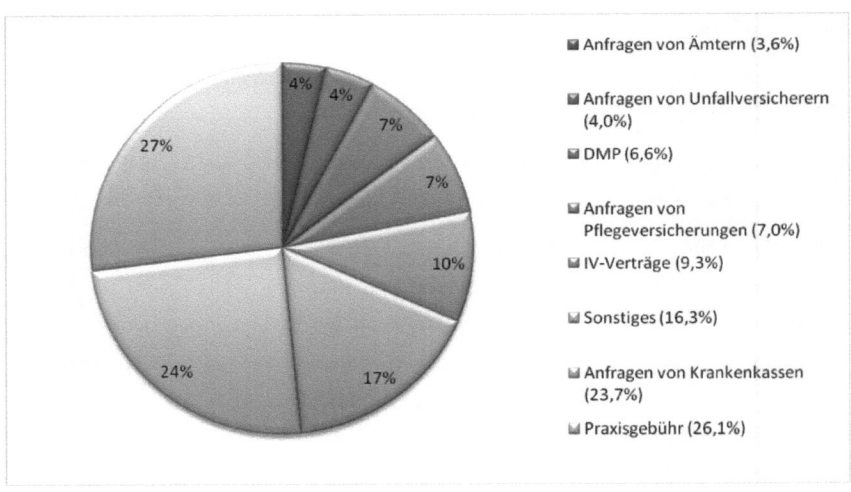

Abbildung 3: Zeitaufwand für Verwaltung bei einem gesamten zeitlichen Aufwand von 110 Minuten[24]

Zu erwähnen ist, dass diese Umfrage lediglich eine Stichprobe an einem Tag (20.10.2005) war. Die daraus gewonnen Daten können nur näherungsweise verwendet werden.

Es wäre nun interessant zu berechnen, welchen tatsächlichen Mehraufwand der niedergelassene Arzt hat. Der zeitliche Mehraufwand pro Praxisgebühr müsste mit den Fällen multipliziert werden, die einen Obolus entrichtet haben. Dem müssten die Personalkosten gegenüber

---

[23] Vgl. http://www.aerztezeitung.de/docs/2006/01/27/015a0602.asp?cat=/politik/gesundheitssystem_uns
[24] Vgl. Ebenda

gestellt werden. Nur dann könnte man im Einzelfall die wirklich angefallenen Mehrkosten in Rechnung stellen. Eine Pauschale könnte kaum dem tatsächlichen Verbrauch gerecht werden.

Positiv zu bemerken ist, dass die Praxisgebühr, die in der Praxis bar entrichtet wird, vom Arzt einbehalten werden darf. Es ist nicht notwendig, die eingenommenen Gelder an die Kassenärztliche Vereinigung zu überweisen. Es entsteht dem Arzt somit ein Liquidationsvorteil, da er nicht auf die monatliche Abschlagszahlung warten muss, in denen die Gelder verrechnet werden.

Die Einnahmen der Praxisgebühr werden in den Jahren immer weniger. Zur Einführung waren es beträchtlich mehr Patienten, die bezahlten. Doch durch die vielfachen Möglichkeiten der Befreiung werden die Zahler immer weniger. Jetzt ist lediglich zum Quartalsanfang ein höheres Aufkommen zu verzeichnen. Die meisten Versicherten, die die Gebühr mehrfach entrichtet haben, haben dies jedoch ungeplant getan. 37,7% wurden z. B. im 1. Quartal 2005 wegen einer Notfallbehandlung öfter zur Kasse gebeten.[25]

Mehrkosten kommen auf den Arzt zu, wenn auch in geringer Höhe, falls Patienten die Gebühr nicht bezahlen. Im Jahr 2006 waren es 887.000 Mahnung, die bundesweit durch die Kassenärztlichen Vereinigungen versandt wurden. Doch die KVen sind erst für das 2te Mahnverfahren zuständig. Leider existieren keine Zahlen, die die Anzahl der Erst-Mahnungen der Ärzte aufzeigt. Die Kosten der ersten Mahnung bezahlt der Arzt. In den meisten Fällen beschränkt sich das auf ein einfaches Telefonat und die Kosten sind dadurch überschaubar. Wenn man als Relationszahl vergleicht, dass 2006 über 160 Millionen Mal die Praxisgebühr entrichtet worden ist, dann erkennt man, dass die „Nicht-Zahler" wohl im Bereich von maximal 1-2% liegen. Für die Tätigkeit der ersten Mahnung erhält der Arzt keinerlei Entschädigung der Kassen oder KVen.[26]

Sehr lukrativ sind für den niedergelassenen Arzt die Privatpatienten. Hier kann ein Mehrfaches des Gebührensatzes abgerechnet werden, als es für einen gesetzlich versicherten Patienten über die Kassenärztliche Vereinigung möglich wäre. Unter den Privatversicherten befinden sich auch Beihilfe berechtigte Beamte. Dem Beamten wird ein bestimmter Prozentsatz der ärztlichen Kosten durch die Beihilfestelle seines Regierungsbezirkes erstattet. Seit dem 01.01.2007 wurde im Beihilferecht eine neue Regelung getroffen, die sich der Regelung der Praxisgebühr annähert. So werden 6 Euro für jede eingereichte Arztrechnung und 3 Euro für

---

[25] Vgl. WIdO Monitor 2-2005, S.5
[26] Vgl. http://www.aerzteblatt-studieren.de/doc.asp?docId=104991

jedes erstattete Arzneimittel einbehalten. Geregelt wurde dies exemplarisch für das Land Bayern im BayBhV.[27] Diese Maßnahme wurde mit derselben Zielsetzung ergriffen wie für die Praxisgebühr, nämlich um den Patienten an den Behandlungskosten zu beteiligen und die Ausgaben zu minimieren. Eine Beschränkung auf ein Quartal gibt es nicht und so folgt diese Regelung den Empfehlungen des Rheinisch-Westfälischen Institut für Wirtschaftsforschung, dass eine niedrigere Gebühr (im Bereich von 5-6 Euro) fordert, allerdings jedes Mal, wenn ein Arzt besucht wird.[28]

Es gibt auch Möglichkeiten für den Arzt sich finanziell besser zu stellen. Nach der Einführung der Praxisgebühr wurden vom Gesetzgeber zwei Möglichkeiten eingeführt, sich von der Praxisgebühr zu befreien. Seit dem 01.04.2005 gibt es zusätzlich die Gelegenheit sich bei einem Hausarztmodell zu beteiligen. Diese Modelle werden nicht von jeder Krankenkasse angeboten, deshalb betrachten wir exemplarisch das Vertragswerk der AOK Bayern und der KV Bayern. Vorteile für den Arzt entstehen dadurch, dass er für jeden eingeschriebenen Patienten eine Pauschale in Höhe von 5,50 Euro erhält, unabhängig der Inan-spruchnahme durch den Patienten und außerhalb der pauschalierten Gesamtvergütung. Wenn sich ein Versicherter in dieses Modell einträgt, dann verpflichtet er sich dazu, wenn er ärztliche Hilfe in Anspruch nimmt, zuerst zum festgelegten Hausarzt zu gehen. Dafür muss er lediglich einmal 10 Euro bezahlen und kann sich dann für ein Jahr „kostenfrei" behandeln lassen.[29]

Weiterhin wurden Anreize von der Krankenkasse gesetzt, indem z.B. ein Gesundheits-Check-up nun jährlich, früher alle 2 Jahre, auf Kosten der AOK durchgeführt werden kann. Dies ist nicht nur ein Anreiz für die Versicherten, nein auch für die Ärzte, denn sie können diesen Posten direkt mit der AOK abrechnen und erhalten dafür 53 Euro[30] anstatt 22,75 Euro[31] von der KV. Finanziell orientierte Ärzte können hier bewusst steuern und den Versicherten der jeweiligen Krankenkassen zusätzlich die Leistungen anbieten, die für ihn lukrativ sind.

[27] Vgl http://www.contactm.de/cipp/continentale/custom/pub/content,lang,1/oid,4702/ticket,guest
[28] Vgl. http://www.rwi- essen.de/servlet/page?_pageid=697&_dad=portal30&_schema=PORTAL30&_type=site&_fsiteid=75&_fid=129750&_fnavbarid=8844&_fnavbarsiteid=75&_fedit=0&_fmode=2&_fdisplay mode=1&_fcalledfrom=1&_fdisplayurl=
[29] Vgl. Anlage J, Gesamtvertrag zwischen KVB und AOK Bayern, § 7 Abs. 2
[30] Vgl. Rahmenvertrag zur „Hausarztbasierten Integrierten Versorgung" nach $ 140 a SGB V, §9 Abs. 2 (f)
[31] Unter Zugrundelegung von der Punkteanzahl 650 und einem durchschnittlichen Punktwert von 0,035 Euro bei einer Abrechnung gegenüber der KVB.

2004 hatten die Ärzte in Westfalen-Lippe keinen guten Start. Die enorme Verringerung der Fälle führte zu besonders hohen Umsatzrückgängen. Es wurden sogar Finanzhilfen der KV Westfalen Lippe für das erste Quartal gewährt. Natürlich wurden gewisse Kriterien an die Zahlung gebunden. Die Hilfe deckte 50% des entgangenen Umsatzes ab und musste nicht zurück erstattet werden.[32]

Nicht allen Ärzten erging es so. Die Kassenärztliche Bundesvereinigung stellte fest, dass die Zahl der Arztbesuche 2004 gegenüber 2003 tatsächlich um 8 bis 10% gesunken ist. Dabei bleibt unklar, um welche Art von Kontakten es sich handelt. So beinhalten diese Fallzahlen z.b. sowohl triviale Arztkontakte wie eine Rezeptabholung oder eine einfache Erkältung als auch komplexe Behandlungen. Während die Fallzahl abflaute, stieg aber das Gesamthonorar der niedergelassenen Ärzte im gleichen Zeitraum um nominal 2%. Dies deutet darauf hin, dass eher die trivialen und damit kostengünstigen Arztkontakte rückläufig waren. Leider konnte auf Basis dieser Zahlen nicht beurteilt werden, ob die Arztkontakte auch ohne die Reform im Jahr 2004 rückläufig gewesen wären. Andere exogene Einflüsse, wie das Ausbleiben einer saisonalen Grippewelle, könnten für den beobachteten Rückgang verantwortlich sein.[33]

3 Effekte der Praxisgebühr auf die Versicherten

3.1 Verhalten der Versicherten nach Einführung der Praxisgebühr

Die Einführung der Praxisgebühr verunsicherte bereits im Herbst 2003 viele Versicherte. Besonders in den letzten beiden Monaten, gingen noch viele zum Arzt um die Arzneimittelvorräte aufzufüllen. Doch bereits im zweiten Quartal 2004 ließen die „Vorzieheffekte" nach, da die Medikamente schon verbraucht waren.[34]

Wie bereits in Kapitel 2 zu ersehen ist, reagierten viele Versicherte mit Zurückhaltung. Die rückläufigen Fallzahlen waren ja durch die Bundesregierung gewollt. Diese „Vermeider" sollen sich natürlich nur bei „Bagatellerkrankungen" zurücknehmen.

In Abbildung 4 ist ersichtlich, in welchem Rahmen die Arztbesuche vermieden wurden.

---

[32] Vgl. http://www.aerztezeitung.de/docs/2004/09/16/166a0104.asp?cat=/politik/gesundheitsreform/praxisgebuehr
[33] Vgl. http://www.rwi-essen.de/servlet/page?_pageid=697&_dad=portal30&_schema=PORTAL30&_type=site&_fsiteid=75&_fid=129750&_fnavbarid=8844&_fnavbarsiteid=75&_fedit=0&_fmode=2&_fdisplaymode=1&_fcalledfrom=1&_fdisplayurl=
[34] Vgl. http://www.kbv.de/presse/1308.html

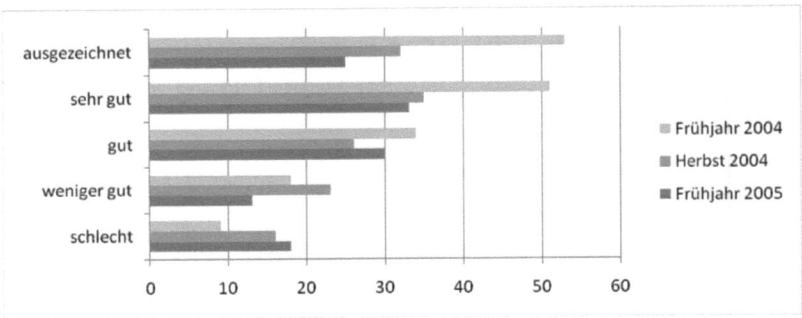

Abbildung 4: Vermeiden von Arztbesuchen nach Gesundheitszustand in Prozent[35]

Eindeutig zu sehen ist, dass die Versicherten mit ausgezeichneten und sehr guten Gesundheitszustand im Frühjahr 2004 sich am stärksten mit Arztbesuchen zurückgenommen haben. Hingegen in der Gruppe mit dem schlechtesten Gesundheitszustand wurde der Anteil der „Vermeider" von Befragungswelle zu Befragungswelle immer größer. Des Weiteren konnte festgestellt werden, dass Personen mit schlechtem Gesundheitszustand die Anzahl der Besuche (zwischen Frühjahr 2003 bis Frühjahr 2005) von etwa 23 auf 16 senkten.

Diese Entwicklung ist kritisch zu verfolgen.

Eine Frage lautete in einer Untersuchung der Bertelsmann Stiftung: „Haben Sie auf Grund der Praxisgebühr einen Arztbesuch aufgeschoben (beispielsweise das nahe Ende des Quartals abgewartet), vermieden (und sich stattdessen ohne ärztliche Hilfe auskuriert) oder zusätzlich gemacht (um die Überweisung zu einem Facharzt zu erhalten)?".

---

[35] Vgl. Gesundheitsmonitor 2005,Zwischen Steuerungswirkung und Sozialverträglichkeit, S. 20

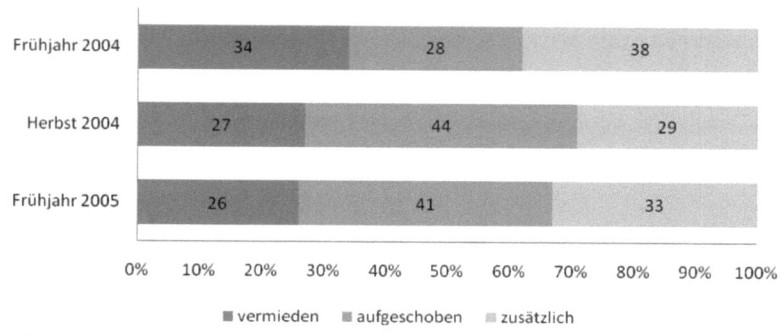

Abbildung 5: Anteile von Befragten, die Arztbesuche aufgeschoben, vermieden oder zusätzlich gemacht haben

Die Analyse zeigte, dass der Anteil der „Vermeider" zwischen 26 und 34 Prozent liegt, aber die Tendenz sinkend ist. Der Trend scheint vielmehr zum aufschieben und zu zusätzlichen Arztbesuchen (um eine Überweisung zu bekommen) zu gehen.

Doch zeigt eine andere Umfrage, die lediglich 1000 Teilnehmer hatte und im Januar 2005 stattfand, dass 82% der Befragten auf alle Fälle zu einem Arzt gingen, wenn sie wirklich krank seien und die Praxisgebühr somit kein Hindernis darstelle.[36] Die Aussagekraft einer solchen Untersuchung kann man durchaus bezweifeln da eine nur geringe Teilnehmeranzahl beteiligt war, doch es spiegelt das Bild wieder, dass man sich wohl erwartet hätte. Auch zeigt sich in Untersuchungen des WIdO die Korrelation von Gesundheitsstatus und Arzt-Inanspruchnahme. Kurz, je schlechter der Gesundheitszustand, desto öfter geht man zum Arzt und dies war vor der Einführung der Praxisgebühr so, und lässt sich auch jetzt so feststellen.[37]

Ein Arztbesuch wird hinausgezögert oder gar vermieden, wenn es der Gesundheitszustand zulässt. Der Rückgang ist am stärksten mit 16,2% bei den 20 bis 29 jährigen Versicherten (siehe Tabelle 2). Der geringste Rückgang wurde bei den Kindern und Jugendlichen gemessen (-2,1%). Dies lässt sich dadurch erklären, dass bis zum Abschluss des 18. Lebensjahrs keine Praxisgebühr anfällt.

Diese Reaktionen der Patienten sind nachvollziehbar und gewollt. Verschiebungen der Leistungsinanspruchnahme gibt es, und dies dient auch einzig und allein dem Zweck der Ersparnis der Praxisgebühr. So werden „aufgeschobene Krankheiten" gleich zu Quartalsanfang behan-

---

[36] Vgl. http://www.ipsos.de/default.asp?c=170
[37] Vgl. WIdO-Monitor, 2-2005, S. 3

delt, um noch vor Ablauf desselben die Behandlung abzuschließen. Auch werden größere Medikamentenpackungen vom Arzt verlangt um eine Neukonsultation zu vermeiden.[38]

Positiverweise konnte festgestellt werden, dass die Steuerungswirkung nicht bei älteren und somit tendenziell kränkeren Menschen greift (siehe Abbildung 6).

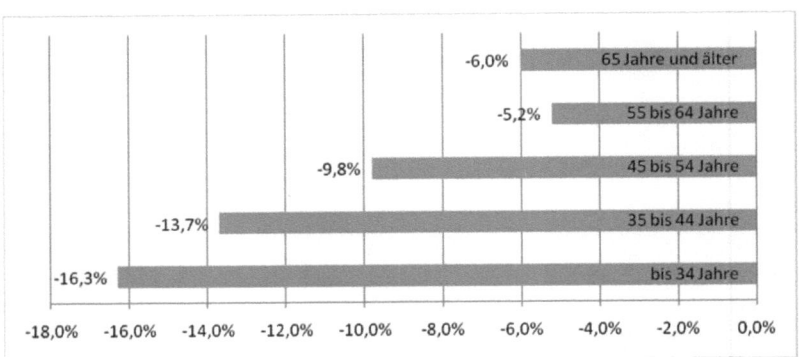

Abbildung 6: Entwicklung der Zahl der Praxiskontakte nach Altersgruppen

3.2 Sozialer Aspekt

Im Jahr 2004 lieferten Umfragen verschiedener Institute Hinweise darauf, dass insbesondere sozial schlechter gestellte Versicherte wegen der Praxisgebühr auf Arztkontakte verzichten würden, die Praxisgebühr also möglicherweise sozial diskriminierend wirkt. Besonders bei Teilgruppen wie Geringverdienern oder Arbeitslosen zeigten sich Abweichungen.

Wie eine Auswertung nach Einkommensgruppen des WIdO-Monitors zeigte, ergab sich Ende des 1. Quartals 2004 ein deutlicher Trend. Während 8,2 % der Befragten mit einem Netto-haushaltseinkommen von mehr als 3000 Euro angaben, den Arztbesuch aufgrund der Praxis-gebühr verschoben zu haben, waren es in der Gruppe mit einem Einkommen unter 1000 Euro 19,2 %. Arbeitslose haben im Vergleich zum GKV-Durchschnitt Ende des Vorjahresquartals doppelt so häufig (20,9%) angezeigt, dass sie wegen der Praxisgebühr auf einen Arztbesuch verzichtet oder verschoben haben.[39]

---

[38] Vgl. http://www.rwi-essen.de/servlet/page?_pageid=697&_dad=portal30&_schema=PORTAL30
&_type=site&_fsiteid=75&_fid=129750&_fnavbarid=8844&_fnavbarsiteid=75&_fedit=0&_fmode=2&
_fdisplaymode=1&_fcalledfrom=1&_fdisplayurl=
[39] Vgl. WIdO-Monitor, 2-2005, S. 5

Die Daten des Gesundheitsmonitors der Bertelsmann Stiftung zeigt ebenso, dass kurz nach Einführung der Praxisgebühr die Zahl der Praxiskontakte – wie gemäß den Annahmen zu erwarten – am stärksten in der niedrigsten Einkommensgruppe sank (-30% von Herbst 2003 zu Herbst 2004). Im längerfristigen Trend (Frühjahr 2003 bis Frühjahr 2005) fallen die Werte allerdings in den zwei unteren und in den Einkommensgruppen von 3000 bis 5000 Euro im gleichen Maße ab[40]. Da die Anteile von unter 500 Euro und über 4000 Euro zusammen nur weniger als 10 Prozent ausmachen, wird der Gesamttrend von den mittleren Einkommen bestimmt.

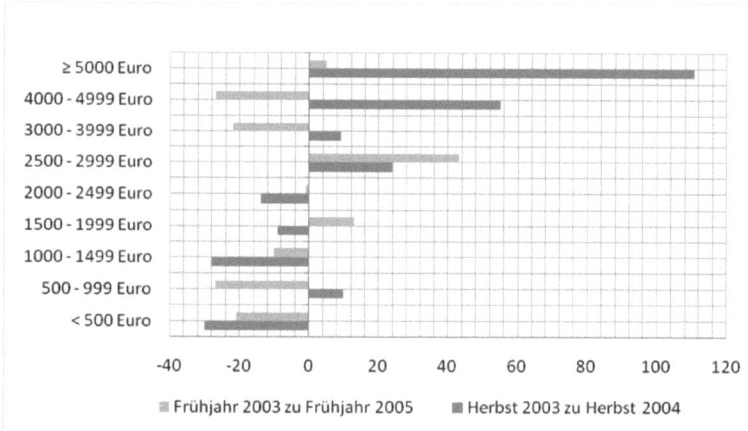

Abbildung 7: Entwicklung der Praxiskontakte nach Einkommensgruppen in Prozent[41]

Dies entspricht nicht vollständig der erwarteten Reaktion, dass Personen mit höherem Einkommen deutlich weniger auf zusätzliche Gebühren reagieren. Selbst sie hätten evtl. gleich bleiben sollen, aber das mehr als 110% der Arztbesuche stattfanden überrascht doch.

Die Problematik der „Vermeider" wurde für den Arzt schon erläutert. Fraglich ist, ob die Untersuchung nach „Vermeider", aufgespalten nach sozialen Schichten (siehe Anhang), soziale Unterschiede zeigt. In der kurzfristigen Analyse der Daten kann man ersehen, dass der Anteil der rückläufigen Praxiskontakte in der unteren Schicht am größten ist. Auf längere Zeit beobachtet, zeigt sich die Verschiebung in das untere Segment der mittleren Schicht, wobei sich

---

[40] Vgl. Gesundheitsmonitor 2005,Zwischen Steuerungswirkung und Sozialverträglichkeit, S. 23
[41] Vgl. Ebenda, S. 24

die untere Schicht wieder dem Mittel annähert (siehe Abbildung 8). Wieso diese Verschiebung stattfand, kann leider nicht festgestellt werden.[42]

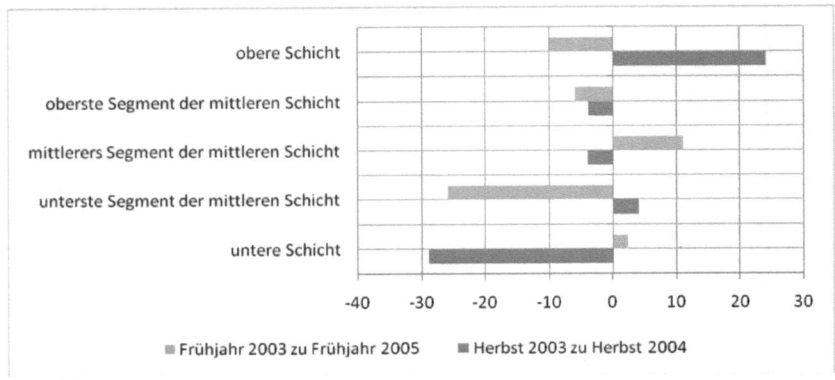

Abbildung 8: Entwicklung der Zahl der Praxiskontakte nach Sozialschicht in Prozent[43]

Die Befragungsergebnisse des WIdO zeigten im Frühjahr 2004 auch für Arbeitslose und Alleinerziehende deutlich erhöhte Quoten bei dem Verzicht von Arztbesuchen. Sie gaben zu beträchtlichen Anteilen (21 und 18 Prozent) an, Arztbesuche vermieden oder verschoben zu haben.[44]

Eine spätere Untersuchung im Jahr 2005 zeigte, dass der Anteil bei Arbeitslosen hingegen wieder deutlich auf 10 Prozent zurückging.[45] Ähnliche Ergebnisse konnte die Untersuchung des Gesundheitsmonitors der Bertelsmann Stiftung präsentieren. So gingen die Arztkontakte bei Arbeitslosen im Zeitraum von Herbst 2003 zu Herbst 2004 um dramatische 48 Prozent zurück. Hingegen konnte im Zeitraum Frühjahr 2003 bis Frühjahr 2005 ein Plus von 9 Prozent verzeichnet werden. In dieser Gruppe kann man somit keine soziale Benachteiligung aufgrund der Praxisgebühr erkennen. Als möglichen Grund könnte man die Befreiungsmöglichkeiten nennen.

---

[42] Vgl. Ebenda, S. 26
[43] Vgl. Gesundheitsmonitor 2005,Zwischen Steuerungswirkung und Sozialverträglichkeit, S. 26
[44] Vgl. Zok, Nach der Wirkung gefragt: Die Reform kommt an, G und G, 9/2004 S. 40
[45] Vgl. WIdO-Monitor, 2-2005, S. 7

3.3 Entrichtung der Praxisgebühr und Befreiungsmöglichkeiten

Seit dem 01. Januar 2004 ist die Praxisgebühr Usus in den Arztpraxen Deutschlands. Der Gesetzgeber hat eine 10 Euro Pauschale für die Patienten eingeführt, um den Versicherten an den Kosten des Gesundheitssystems zu beteiligen.

Ab diesem Zeitpunkt ist für den Arztbesuch eine Pauschale von zehn Euro pro Quartal fällig. Jedoch ist es dann uninteressant, wie oft in diesem Vierteljahr der Arzt aufgesucht wird. Es fällt immer nur der Pauschalbetrag an. Wenn man im Quartal zum ersten Mal einen Arzt aufsucht, entrichtet man den Obolus. Durch eine einfache Überweisung kann man aber auch weitere Ärzte „kostenlos" aufsuchen. Dadurch fallen keine weiteren Kosten für den Patienten an.

Dies ist jedoch nicht bei Zahnärzten der Fall. Hier würden ebenso die 10 Euro anfallen, auch wenn eine Überweisung vom Hausarzt vorliegen würde. Frei hingegen sind zwei Vorsorgeuntersuchungen pro Jahr - auch weitere Maßnahmen zur Diagnose und Vorsorge wie Röntgen oder Zahnfleischuntersuchung sind möglich - ohne dass hierfür die Praxisgebühr fällig wird. Dies gilt auch, wenn in der gleichen Sitzung eine Zahnsteinentfernung (diese ist einmal im Jahr zulasten der GKV abrechnungsfähig) durchgeführt wird.

Grundsätzlich von der Praxisgebühr befreit sind eine Reihe von Tatbeständen. Zum Einen sind Kinder und Jugendliche, die das 18. Lebensjahr noch nicht vollendet haben von allen Zuzahlungen befreit. Zum Anderen hingegen müssen für einige Behandlungen und Untersuchungen keine Zuzahlungen entrichtet werden. Darunter fallen prinzipiell die Vorsorge- und Früherkennungsmaßnahmen. Speziell zu nennen sind hier die Untersuchungen während der Schwangerschaft[46], sowie die Krebsfrüherkennungsuntersuchungen. Bei den Krebsuntersuchungen hat der Gesetzgeber allerdings folgende Altersgrenzen erhoben.

<u>Für Frauen</u> ab dem 20. Lebensjahr Genitaluntersuchungen,

ab dem 31. Lebensjahr zusätzlich Brust- und Haut- sowie

ab dem 51. Lebensjahr zusätzlich Dickdarm- und Rektumuntersuchung.

<u>Bei Männern</u> ab dem 45. Lebensjahr in Verbindung mit der Untersuchung des äußeren Genitals und der Prostata sowie die Untersuchung der Haut,

ab dem Alter von 50 Jahren Untersuchung des Dickdarms und des Rektums,

---

[46] Vgl. § 28 Abs. 4 SGB V i. v. m. § 196 RVO

Darmspiegelung bei Frauen und Männern ab dem 56. Lebensjahr.[47]

Des Weiteren haben Mann und Frau ab dem 35. Lebensjahr Anspruch auf eine Gesundheitsuntersuchung und das jedes zweite Jahr. Hier fallen ebenfalls keine Gebühren an, weil es sich ebenfalls um eine Vorsorgeuntersuchung handelt.[48]

Ebenso fallen die Impfungen in diesen Bereich. Hier können die Krankenkassen als satzungsbedingte „Kann-Leistung" Schutzimpfungen als Vorbeugungsmaßnahme ansehen. Wenn dies die einzelne Kasse vorsieht, dann ist der Gang zum Arzt kostenfrei. In der Praxis ist dies quasi bei jeder großen GKV der Fall.[49] Um exemplarisch einige Impfungen zu nennen: Kinderlähmung, Diphtherie, Tetanus, Mumps, Masern, Röteln, Keuchhusten, Influenza, Hirnhauterreger (keine Reiseprophylaxe).[50]

Als dritten separaten Bereich in dem eine Praxisgebühr fällig werden kann ist die Notfallbehandlung zu nennen. Analog zur ambulant ärztlichen Versorgung und zum Zahnarztbesuch fällt auch hier die Zuzahlung nur einmal pro Quartal an. Auch hier sind wieder Kinder und Jugendliche unter 18 Jahren automatisch befreit. Als Besonderheit ist zu erwähnen, dass die Quittungen der Notfallbehandler eine andere Farbe aufweisen soll als die der niedergelassenen Ärzte. Dies ist zum jetzigen Zeitpunkt jedoch noch nicht umgesetzt. Hintergrund ist die Bemühung den missbräuchlichen Verwendungen (Doppelverrechnung etc.) dieser Quittungen entgegen zu wirken.[51]

Einen Sonderstatus erhalten Patienten, die aufgrund eines Arbeitsunfalles oder einer Berufskrankheit den Arzt aufsuchen. Dadurch, dass die Unfallversicherung der Kostenträger der Behandlung ist, fallen hier keinerlei Zuzahlungen an, da das SGB VII dies nicht vorsieht.

Direkte Befreiungen für Patienten, die nicht unter die oben genannten Ausnahmen fallen, haben trotzdem die Möglichkeit ihre Ausgaben zu minimieren. Das SGB V (§62) regelt dies im Rahmen von Befreiung. Das Gesetz sieht dafür eine individuelle Belastungsgrenze vor. Bis zu dieser Grenze müssen Zuzahlungen aus eigener Tasche bezahlt werden; darüber hinaus werden die Kosten erstattet und eine „Befreiung" für einen zukünftigen Zeitraum erteilt. Berechnet wird aus dem Bruttojahreseinkommen des Versicherungsnehmers, bzw. der Familie. Die-

---

[47] Vgl. §25 Abs. 2 Sozialgesetzbuch V
[48] Vgl. §25 Abs. 1 Sozialgesetzbuch V
[49] Vgl. §28 Abs. 4 SGB V i. v. m. §23 Abs. 9 SGB V
[50] Vgl. http://www.die-gesundheitsreform.de/themen_az/fragen_antworten/pdf/fragen_antworten_praxisgebuehr.pdf
[51] Vgl. http://www.kvberlin.de/STFrameset165/index.html?/Homepage/aufgaben/gesundheitsreform/rund040625.html

ses „Familien"-Brutto wird um einen 15%igen (2007: 4410 €) Freibetrag gekürzt, wenn die Ehefrau keiner Beschäftigung nachgeht, und um weitere 10% (2007: 2940 €) für jeden im gemeinsamen Haushalt lebenden Angehörigen. Grundlage für die Berechnung des Freibetrags ist die jährliche Bezugsgröße (§18 SGB IV). Für Kinder wird ein eigener Freibetrag abgezogen. Dieser Freibetrag richtet sich nach dem steuerlichen Kinderfreibetrag (2007: 3648 €). Nach Abzug ergibt sich ein anrechenbares Bruttoeinkommen. Von diesem Betrag werden 2% errechnet, und dies stellt die Belastungsgrenze dar[52]. Kurzes Rechenbeispiel:

Brutto:	38.000,00 €
- Freibetrag für Nichtverdienende Ehefrau	-4.410,00 €
- Kinderfreibetrag (1 Kind)	-3.648,00 €
= Anrechenbares Bruttoeinkommen	29.942,00 €
Prozentuale Belastung	2%
Zumutbare finanzielle Belastung pro Jahr	598,84 €

Tabelle 3: Rechenbeispiel zur Belastungsgrenze (eigene Darstellung)

Diese Familie aus dem Beispiel müsste über 598,84 € an Zuzahlungen haben, um eine Befreiung zu erhalten. Sollte in dieser Familie jedoch ein Mitglied sein, das wegen einer schwerwiegenden Erkrankung dauerhaft in Behandlung ist, dann sieht das Gesetz eine 1-prozentige Belastungsgrenze vor. Um bei den Zahlen aus dem Beispiel zu bleiben, wären dies dann 299,42 €.

Im Zuge der Gesundheitsreform 2004 wurden die Krankenkassen dazu angehalten, ihren Versicherten ein sogenanntes Hausarztmodell anzubieten. Durch dieses Modell sollte nach Wünschen des Gesundheitsministeriums eine „Verbesserung der medizinischen Versorgungsqualität sowie ein optimal abgestimmter Einsatz der zur Verfügung stehenden Versorgungsmittel."[53] erreicht werden. Um dies umzusetzen, mussten die Krankenkassen Verträge mit ihren Leistungserbringern, insbesondere natürlich den Hausärzten schließen. In diesen Verträgen wurden Leistungsmerkmale festgelegt, die in Punkt 2.2 bereits erwähnt sind.

Um den Patienten dazu zu bewegen, sich in ein solches Modell einzuschreiben, muss er natürlich Vorteile daraus ziehen. Der Gesetzgeber hat dafür die rechtlichen Türen geöffnet und im § 65a des Fünften Sozialgesetzbuches einen Bonus für gesundheitsbewusstes Verhalten er-

---

[52] Vgl. § 62 Sozialgesetzbuch V
[53] Vgl. http://www.die-gesundheitsreform.de/gesundheitssystem/zukunft_entwickeln/hausarztmodell/index.html

möglicht. Am Beispiel der AOK Bayern sieht das Hausarztmodell für Versicherte wie folgt aus.

Der Versicherte erhält das Angebot, sich in dieses Modell einzuschreiben und verpflichtet sich dadurch, wenn eine Behandlung notwendig wird, zuerst zum vorher festgelegten Hausarzt zu gehen. Im Gegenzug wird dem Versicherten lediglich einmal im Jahr ein Be-trag von 10 Euro in Rechnung gestellt und er muss ab diesem Zeitpunkt keine Praxisgebühr für ein Jahr (4 Quartale) mehr bezahlen[54]. Diese Programme wurden zum heutigen Zeitpunkt allerdings noch nicht von jeder Krankenkasse umgesetzt.

4   Fazit

Fraglich war, welche Effekte es für Ärzte und Patienten nach Einführung der Praxisgebühr im Jahr 2004 gab.

Nach der Analyse der jeweiligen Untersuchungen, die verschiedene Institute und Einrichtungen gemacht haben, ist es kaum möglich, eine grundsätzliche und fundierte Aussage zu treffen. Effekte gab es viele – wenn auch oft nur kurzfristig. Einige Effekte traten nur kurz vor der Einführung oder kurz danach auf. Langfristig gesehen kann man sagen, dass sich die Praxisgebühr in Deutschland etabliert hat. Die Frage, ob die Praxisgebühr nun unsozial ist, kann erst in einigen Jahren beantwortet werden. In den nächsten 5 Jahren kann sich zeigen, ob die Ziele der Einführung vollständig erreicht wurden, und ob es Verlierer gibt. Zum jetzigen Zeitpunkt kann man quasi nur von Trends sprechen.

Wenn man einen etwas zukunftsgerichteten Ausblick gestattet, kann man eine stärkere Beteiligung der Patienten erwarten. Zuzahlungen werden steigen und gesundheitsbewusstes Verhalten wird in Zukunft wohl viel stärker honoriert. Doch da scheint die Praxisgebühr in ihrer jetzigen Ausgestaltung noch etwas zu kurz zu greifen. Gesetze wie das GMG ist nicht das letzte seiner Art, denn ab dem 01.04.2007 trat das GKV - Wettbewerbsstärkungsgesetz (GKV-WSG) in Kraft.

---

[54] Vgl. http://www.aok.de/bay/rd/156287.htm

Anlage

Messung der Sozialschichtzugehörigkeit

Sozialschicht	Berufsausbildung	berufliche Stellung	Einkommen[1] Mittelwert in Euro
obere Schicht n=984 (18 Prozent)[2]	Hochschulabschluss oder Fachhochschulabschluss (81 Prozent)[3]	Angestellter mit selbstständigen Tätigkeiten, Angestellter mit Führungsaufgaben, Beamter im gehobenen Dienst (70 Prozent)[3]	2400
mittlere Schicht, oberes Segment n=1550 (28 Prozent)[2]	abgeschlossene Lehre oder Fachschule (97 Prozent)[3]	Angestellter mit selbstständigen Tätigkeiten, Selbstständiger, Angestellter mit Tätigkeiten nach Anweisungen, Facharbeiter (78 Prozent)[3]	1600
mittlere Schicht, mittleres Segment n=1118 (20 Prozent)[2]	abgeschlossene Lehre oder Fachschule (96 Prozent)[3]	Angestellter mit selbstständigen Tätigkeiten, Angestellter mit Tätigkeiten nach Anweisungen, Facharbeiter (80 Prozent)[3]	1300
mittlere Schicht, unteres Segment n=1071 (19 Prozent)[2]	abgeschlossene Lehre oder kein beruflicher Abschluss (89 Prozent)[3]	Angestellter nach Tätigkeiten nach Anweisung, Facharbeiter, Angestellter mit selbstständigen Tätigkeiten (81 Prozent)[3]	1000
untere Schicht n=885 (16 Prozent)[2]	abgeschlossene Lehre oder kein beruflicher Abschluss (94 Prozent)[3]	an- und ungelernter Arbeiter, Facharbeiter (62 Prozent)[3]	800
insgesamt n=5608	abgeschlossene Lehre oder Fachschule (76 Prozent)[3]	Angestellter mit selbstständigen Tätigkeiten, Angestellter mit Tätigkeiten nach Anweisungen, Facharbeiter (63 Prozent)[3]	1400

1 Haushaltsäquivalenzeinkommen, wie es auch für die Berechnung der Hilfe zum Lebensunterhalt verwendet wird

2 Anteil an insgesamt

3 Anteil an den Personen (in der jeweiligen Schicht), die Angaben zu Berufsausbildung/beruflicher Stellung gemacht haben

Tabelle 4: Sozialschichtmessung[55]

---

[55] Vgl. Gesundheitsmonitor 2005, S. 145

Literaturverzeichnis

Ärzte Zeitung (2003): Ärzte-Hopping – 1,8 Milliarden Euro Zusatzausgaben pro Jahr?, URL: http://www.aerztezeitung.de/docs/2003/07/24/137a0501.asp [Stand: 16.03. 2007]

Ärzte Zeitung (2004): Ausfallhonorar für Praxisgebühr, URL: http://www.aerztezeitung.de /docs/2004/09/16/166a0104.asp?cat=/politik/gesundheitsreform/praxisgebuehr [Stand: 16.03.2007]

Ärzte Zeitung (2006): Zwei Stunden dauert der tägliche Kleinkrieg mit Formularen, URL: http://www.aerztezeitung.de/docs/2006/01/27/015a0602.asp?cat=/politik/gesundhei tssystem_uns [Stand: 01.03.2007]

AOK Bayern (2005): Vorteile des Hausarztmodells, URL: http://www.aok.de/bay/rd/ 156287.htm [Stand: 27.02.2007]

AOK Gesundheitspartner (2005): Anlage J, Gesamtvertag gem. § 83 SGB V, URL: http://www.aok-gesundheitspartner.de/imperia/md/content/gesundheitspartner/ bayern/arztundpraxis/vertraege/by_arzt_hausarztvertrag.pdf [Stand: 05.04.2007]

Augurzky, Boris/ Bauer, Thomas/ Schaffner, Sandra (2007): Zeigt die Praxisgebühr die gewünschte Wirkung?, URL: http://www.rwi-essen.de/servlet/page?_pageid= 697&_Dad=portal30&_schema=PORTAL30&_type=site&_fsiteid=75&_fid=1297 50&_fnavbarid=8844&_fnavbarsiteid=75&_fedit=0&_fmode=2&_fdisplaymode=1 &_fcalledfrom=1&_fdisplayurl= [Stand: 29.03.2007]

Barmer (2005): Praxisgebühr kein Hindernis für Vorsorge, URL: http://www.barmer.de /barmer/web/Portale/Versichertenportal/Presse-Center/Presse-Archiv/2005_2001 _20bis_2003/050324_20praxisgebuehr/content_20praxisgeb_C3_BChrCID__6820 0.html [Stand: 15.03.2007]

Berufsverband Deutscher Internisten (2004): Den Praxen fehlen die Verdünnerscheine, URL: http://www.bdi.de/bdi/content/020/010/010/04060903.jsp;jsessionid=EFBC5 ABDAAF3404E54C7B4C0CE9436A1 [Stand: 28.03.2007]

Brenner, G. (2005): Steuert die Praxisgebühr in die richtige Richtung?, URL:www.zi-berlin.de/praxisgebuehr/downloads/praesentation_praxisgebuehr050413_v3.pdf [Stand: 15.03.2007]

Bundesministerium für Gesundheit (2004): Fragen und Antworten zur Gesundheitsreform. URL:http://www.die-gesundheitsreform.de/themen_az/fragen_antworten/pdf/ Fragen_antworten_praxisgebuehr.pdf [Stand: 14.03.2007]

Bundesministerium für Gesundheit (2007): Hausarztmodell. URL: http://www.die-gesundheitsreform.de/gesundheitssystem/zukunft_entwickeln/hausarztmodell/ index.html [Stand: 12.04.2007]

Continentale, Die (2007): Änderungen für das Land Bayern, URL: http://www.contactm.de /cipp/continentale/custom/pub/content,lang,1/oid,4702/ticket,guest [Stand: 26.03. 2007]

Deutscher Hausärzteverband (2005): Rahmenvertrag zur "Hausarztbasierten Integrierten Versorgung" nach § 140 a SGB V, URL: http://www.hausarzt-bda.de/haevg/aok_bay/treatbay.pdf [Stand: 03.04.2007]

Gebhardt, Birthe: Gesundheitsmonitor 2005, Zwischen Steuerungswirkung und Sozialver-träglichkeit – eine Zwischenbilanz zur Praxisgebühr aus Sicht der Versicherten, Gütersloh: Verlag Bertelsmann Stiftung,2005

Grimm, Kristin/ Witt, Gudrun (2005): Ein Jahr Praxisgebühr: Arzt oder Apotheke – für junge Deutsche eine Frage, URL: http://www.ipsos.de/default.asp?c=170 [Stand: 10.03.2007]

Kassenärztliche Bundesvereinigung (2004): Vorzieheffekte gehen zu Ende, URL: http://www.kbv.de/presse/1308.html [Stand: 10.4.2007]

Kassenärztliche Vereinigung Berlin (2004): Krebsfrüherkennung/Gesundheits-Check-Up, URL: http://www.kvberlin.de/STFrameset165/index.html?/Homepage/aufgaben/pre vention/erkennung.html [Stand: 15.04.2007]

Management Report Health (2005): Deutsche sparen auch an der Gesundheit, URL: http://www.m-r-h.com/system/dir/pexp_tmpl/print_article.php?id=591 [Stand: 16.03.2007]

Medizinauskunft – Gesundheits-Kompass Informationsdienste GmbH & Wordart GmbH: (2005) Praxisgebühr: Der geplante Arztbesuch, URL: http://www.medizinaus kunft.de/artikel/service/politik/28_07_praxisgebuehr.php [Stand: 23.03.2007]

SVR – Sachverständigenrat zur Begutachtung der gesamtwirtschaftlichen Entwicklung : 20 Punkte für mehr Beschäftigung. Jahresgutachten 2002/2003. Baden-Baden 2002

WIdO –Wissenschaftliches Institut der AOK (2005): Praxisgebühr stärkt den Hausarzt, URL: http://wido.de/meldung_archiv+M5e4ef4b6123.html [Stand: 14.12.2006]

Zentralinstitut für die kassenärztliche Versorgung in der Bundesrepublik Deutschland (2005): Dauerhafter Rückgang der Inanspruchnahme durch Praxisgebühr bestätigt, URL: http://www.zi-berlin.de/news/downloads/Rueckgang-wg-Praxisgebuehr.pdf [Stand: 12.03.2007]

Zok, Klaus (2005): Das Inanspruchnahmeverhalten der Versicherten nach Einführung der Praxisgebühr, WIdO-Monitor 2/2005

Zok, Klaus (2004): Nach der Wirkung gefragt: Die Reform kommt an. In: Gesundheit und Gesellschaft 9/2004 Seite 40